Endlich Heilpraktiker

77 Irrtümer in der Psychotherapieprüfung

Ingo Michael Simon

Wichtige Hinweise

Der Autor und seine Mitarbeiter haben bei der Erstellung dieses Buches größten Wert auf Sorgfalt bei der Auswahl und Recherche der Inhalte gelegt. Medizinische Erkenntnisse und entsprechende Konsequenzen für die psychotherapeutische Arbeit unterliegen einer teilweise raschen Entwicklung, sodass sich mit der Zeit Veränderungen ergeben. Es unterliegt daher der Verantwortung der Leserinnen und Leser, ihr Wissen aktuell zu halten und angemessen mit ihren Klienten umzugehen. Ein Fachbuch zur Prüfungsvorbereitung ersetzt nicht die notwendigen praktischen Fähigkeiten eines Heilpraktikers für Psychotherapie. Dieses Buch kann daher nicht als Handlungsempfehlung gelten und keine Vorschläge zur Behandlung von Klienten oder Patienten geben.

Ausbildungsangebote

Ingo Michael Simon bietet regelmäßig Ausbildungskurse zur Vorbereitung auf die amtsärztliche Überprüfung und zu verschiedenen Therapieformen und Themen an. Aktuelle Informationen und Termine finden Sie auf *www.praxissimon.de.*

Impressum

Zweite Auflage
© 2010 - Ingo Michael Simon
Alle Rechte liegen beim Autor.
Idee und Konzept: Praxisteam Simon
Umschlagfoto: S. Redel
Kontakt: www.praxissimon.de
Herstellung und Verlag:
Books on Demand GmbH, Norderstedt
ISBN: 978-3-8370-0329-1

Vorwort des Autors

Ein Fluch scheint auf der Überprüfung der Heilpraktiker zu liegen. Zumindest der Schrecken ist bei vielen Interessierten groß, wenn sie an die Prüfungen denken oder sich darauf vorbereiten möchten. Da geht es den Anwärtern der eingeschränkten Überprüfung nicht viel besser. Zwar müssen diese *nur* die Themen der Psychiatrie und Psychotherapie beherrschen, dafür aber umso genauer. Mit meinen Büchern möchte ich allen Lernenden Mut machen und ihnen zeigen, dass es einerseits natürlich viel zu lernen gibt und überall kleine Stolperfallen lauern, andererseits aber eine gezielte Vorbereitung auch Spaß machen kann und der Prüfung einen Teil des Schreckens zu nehmen vermag. Neben dem Verstehen und genauen Auswendiglernen der Symptome und Syndrome sowie der Behandlungsverfahren und unzähliger weiterer Fachbegriffe üben die meisten Lernenden früher oder später mit Prüfungsfragen, um handlungssicher zu werden. Ich befürworte eine solche Vorgehensweise ausdrücklich und möchte gleichzeitig mit dem vorliegenden Buch eine weitere Möglichkeit der Wissenskontrolle anbieten. Allen Leserinnen und Lesern, die sich auf eine amtsärztliche Überprüfung vorbereiten, wünsche ich Ausdauer und Mut für ein beherztes Antworten in der mündlichen Prüfung.

St. Wendel, im August 2010
Ingo Michael Simon

Irrtum 1

*Die Demenz vom Alzheimer-Typ ist eine degenerative
Hirnerkrankung, die schnell voranschreitet.*

Alzheimer ist eine degenerative und bislang kontinuier-
lich voranschreitende, also progrediente Erkrankung.
Soweit stimmt das. Aber rasch voranschreitend ist sie in
der Regel nicht. Die häufigste Form, die senile Demenz,
beginnt schleichend, wobei der Anfang kaum feststell-
bar ist und nur im Rückblick abgeschätzt werden kann.
Frühe Symptome wie Aufmerksamkeitsstörungen und
Konzentrationsschwächen werden in vielen Fällen nicht
frühzeitig mit einer aufkommenden Demenz in Verbindung gebracht. Die präsenile Form (vor dem 65. Lebensjahr) verläuft in einigen Fällen etwas schneller, aber
auch hier kann nicht von einer rasch voranschreitenden
Erkrankung gesprochen werden. Alzheimer verläuft in
den meisten Fällen langsam progredient.

> - *Die Alzheimer-Demenz verläuft lang-
>   sam progredient*
> - *Der Beginn ist nicht genau datierbar*
> - *Die präsenile Form beginnt vor dem
>   65. Lebensjahr und schreitet schneller
>   voran*
> - *Die senile Form beginnt nach dem 65.
>   Lebensjahr und schreitet sehr langsam
>   voran*

Irrtum 2

Progrediente Demenzen können mit Hilfe von Medikamenten verzögert werden, psychotherapeutische Interventionen und Trainings können den Verlauf der kog-nitiven Leistungsfähigkeit der erkrankten Person nicht beeinflussen.

So stimmt das nicht! Der Hirnabbauprozess ist physiologisch nicht aufhaltbar durch Training. Die Leistungsfähigkeit, vor allem im Bereich der Sozialkontakte und der alltäglichen Selbstversorgung kann sogar deutlich beeinflusst werden. Das Selbsterhaltungstraining zeigt hier gute Wirkung. Demenzkranke lernen dabei, sich möglichst lange selbst um alltägliche Verrichtungen wie z. B. Körperhygiene zu kümmern. Es handelt sich um verhaltenstherapeutisch strukturierte Trainings, mit deren Hilfe die sozialen Funktionen relativ lange erhalten werden können. Die Vermutung, dass Schulmediziner so etwas nicht anerkennen könnten, ist unbegründet. Das Training mit Alzheimer-Patienten zum Erhalten sozialer Funktionen ist heute selbstverständlich. Es wurde übrigens in der schriftlichen Märzprüfung 2007 danach gefragt.

> - *Die sozialen Funktionen können bei Alzheimerpatienten durch gezieltes Training relativ lange erhalten bleiben*
> - *Medikamente können dadurch natürlich nicht weggelassen werden*

Irrtum 3

Alzheimer-Patienten klagen meist früh über Aufmerksamkeitsstörungen und Kon-zentrationsprobleme.

Wenn sie das täten, würden viele Fälle viel früher erkannt und könnten besser therapiert werden. Tatsächlich ist es so, dass Mängel in der Aufmerksamkeit und in der Konzentration früh bestehen, sie werden aber meist nicht ausreichend beklagt. In vielen Fällen sind es eher die Angehörigen, denen auffällt, dass Oma oder Opa so vergesslich und unkonzentriert ist. Beachten Sie, dass das Vorliegen von Symptomen nicht zwingend bedeutet, dass Betroffene auch darüber klagen. Es gibt sogar Erkrankungen, bei denen die Patienten auch über schwere Ausfälle hinwegsehen oder diese verharmlosen.

- *Frühsymptome einer Demenz sind oft Merkfähigkeitsstörungen und Kon-zentrationsprobleme*
- *Betroffene selbst beklagen ihre Symptome erst relativ spät*
- *Bei der Alzheimer-Demenz bestehen schon viele Jahre vor den ersten Symptomen Hirnveränderungen*

Irrtum 4

Delir und Demenz sind zwei organische Psychosen, die sich gegenseitig ausschließen.

Das tun sie nicht, denn das würde bedeuten, wer an Demenz leidet, könnte kein Delir erleben und umgekehrt, wer ein Delir durchlebt, liefe nicht Gefahr, an einer Demenz zu erkranken. Tatsächlich kommen Delirien auch bei bestehender Demenz vor. Schwere und anhaltende delirante Zustände können auch in chronische Störungen übergehen und zur Demenz werden. Beachten Sie immer, dass es Übergänge zwischen akuten und chronischen Störungen gibt. Immer wieder einmal wird in der schriftlichen Prüfung gefragt, ob sich bestimmte Störungen gegenseitig ausschließen. Beachten Sie dabei immer, dass damit nichts über eine gemeinsame Ursache oder einen Zusammenhang ausgesagt wird. Es können immer auch mehrere psychische Störungen vorliegen, die nichts miteinander zu tun haben.

- *Delir und Demenz schließen sich nicht gegenseitig aus*
- *Demenz wird erst diagnostiziert, wenn die typische Symptomatik für mindestens 6 Monate vorliegt*

Irrtum 5

Beim Korsakow-Syndrom liegt eine Intelligenzstörung vor, da der Gedächtnisverlust ein intelligentes Denken unmöglich macht.

Die Denkstörung betrifft vor allem das Kurzzeitgedächtnis. Neue Inhalte können nicht mehr abgespeichert werden und gehen innerhalb von Sekunden oder Minuten verloren. Eine Intelligenzstörung liegt nicht vor. Auch die unmittelbare Wahrnehmung ist nicht beeinträchtigt. Korsakow-Patienten sind zu klaren und auch intelligent kombinierenden Gedanken in der Lage. Nur können Sie mit neuen Inhalten nichts Intelligentes anstellen. Bevor das möglich wäre, haben sie diese schon vergessen. Die zeitliche Orientierungsstörung führt zu merkwürdigen Angaben in der Befragung des Patienten. Aber mit Intelligenz hat das nichts zu tun, sondern mit mangelnder Erinnerung.

- *Bewusstsein und Intelligenz sowie allgemeine kognitive Funktionen sind beim Korsakow-Syndrom erhalten*
- *Die Störung betrifft vor allem das Kurzzeitgedächtnis, Zeitliche Orientierungsstörungen sind typisch*
- *Lücken im Langzeitgedächtnis lassen den Patienten beispielsweise in vergangenen Zeiten leben*

Irrtum 6

Das Korsakow-Syndrom ist neben der Störung des Kurzzeitgedächtnisses und den typischen Orientierungsstörungen immer an den Konfabulationen zu erkennen.

Alle angehenden Heilpraktiker für Psychotherapie lernen fleißig, dass zum Korsakow-Syndrom Gedächtnisstörungen, Orientierungsstörungen und Konfabulationen gehören. Der Begriff Symptomtrias springt einen geradezu an, wenn der Name Korsakow fällt. Tatsächlich aber ist es so, dass die Konfabulationen nicht unbedingt auftreten müssen. Sie sind nach den Vorgaben der ICD-10 kein notwendiges Kriterium für die Diagnose. Konfabulationen sind Phantasien, die als Lückenfüller für die fehlenden Gedächtnisinhalte des Langzeitgedächtnisses spontan vom Patienten in seine Schilderungen eingebaut werden. Das tut er normalerweise nicht absichtsvoll sondern intuitiv. Sie sollten in der schriftlichen Prüfung dennoch Ihr Kreuzchen bei Konfabulationen machen, wenn es um die Symptome des Korsakow-Syndroms geht. Im mündlichen Teil hingegen sollten sie erwähnen, dass diese typisch aber nicht zwingend sind.

> - *Um ein Korsakow-Syndrom zu diagnostizieren müssen nicht zwingend Konfabulationen beobachtet werden!*

Irrtum 7

Das Korsakow-Syndrom ist ein grund-sätzlich irreversibler Zustand mit Orientie-rungsstörungen, Gedächtnisstörungen und Konfabulationen als typische Symptome.

Die Symptome stimmen. Irreversibel ist dieses Syndrom, das auch amnestisches Syndrom genannt wird, in vielen Fällen, vor allem als Folge langjährigen und intensiven Alkoholmissbrauchs. Aber genau das gleiche Syndrom, zumindest von der Symptomatik her, kommt auch als akute organische Psychose vor, die ohne Bewusstseinsstörung verläuft (Durchgangssyndrom) und dann prinzipiell reversibel ist. Vergiftungen mit Kohlenmonoxid kommen beispielsweise als Auslöser infrage. Man spricht in diesen Fällen dann auch vom akuten Korsakow-Syndrom.

> ▪ *Das Krosakow-Syndrom kommt als reversibles Durchgangssyndrom und als irreversibles chronisches Syndrom vor*

Irrtum 8

Im Kindesalter auftretende Phänomene mit einhergehenden intellektuellen und kognitiven Abbauprozessen werden nicht zu den Demenzen gezählt, sondern als Intelligenzminderung bezeichnet.

Intelligenzminderung liegt vor, wenn es durch Ereignisse bzw. Einflüsse vor, während oder unmittelbar nach der Geburt eine Hirnschädigung beim Ungeborenen (gerade Geborenen) kommt und deshalb die normale Entwicklung und Reifung der Intelligenz und der kognitiven Fähigkeiten nachhaltig gestört werden. Bei Demenzen geht ein bereits erreichtes Entwicklungsniveau aufgrund einer Hirnschädigung wieder verloren. Das kommt meistens im höheren Alter vor, in wenigen Fällen jedoch auch in der Kindheit. Kindliche Demenzen sind das Kramer-Pollnow-Syndrom und Morbus Heller.

- *Eine Intelligenzminderung bedeutet Einschränkungen in der weiteren Entwicklung des Gehirns*
- *Bei Demenz geht ein bereits erreichtes Entwicklungsniveau verloren*
- *Unterscheiden Sie Intelligenzminderung, kindliche Demenzen und Demenzen im Erwachsenenalter*

Irrtum 9

Demenzen laufen früher oder später immer auf den völligen Verlust der Erinnerungen und der kognitiven Funktionen hinaus.

Die meisten demenziellen Prozesse verlaufen sehr ungünstig. Vor allem die degenerativen Demenzen haben mit Hirnabbauprozessen und damit meist fortschreitendem Verlust der angesprochenen Fähigkeiten zu tun. Wir kennen das auch im Alltag vor allem von der Alzheimer-Demenz. Es gibt aber auch Demenzen, die bei anderen Ursachen ein gewisses stabiles Niveau erreichen und damit einen weitgehend konstanten Zustand erreichen. Häufig gibt es Plateaus, die zeitweise vorliegen. Insgesamt sind etwa zehn Prozent aller Demenzen bei frühzeitiger Diagnosestellung sogar reversibel. Zum völligen Verlust kognitiver Funktionen kommt es also nicht immer.

> - *Demenzen haben nicht zwingend völligen Gedächtnisverlust zur Folge*
> - *Es gibt zahlreiche individuelle Verläufe und auch reversible Formen*

Irrtum 10

Das Delirium tremens tritt im Zusammenhang mit Alkoholabhängigkeit als organische Psychose vor allem bei sehr hohen Blutalkoholkonzentrationen auf.

Das Delirium tremens ist ein Alkoholentzugsdelir! Wie der Begriff sagt, entsteht es durch den Entzug des Suchtmittels. Es tritt also vor allem dann auf, wenn der Abhängige schon lange Zeit keinen Alkohol mehr getrunken hat oder versucht hat, ohne Alkohol auszukommen. In der mündlichen Prüfung wird immer wieder einmal gefragt, ob man ein Alkoholentzugsdelir auch am typischen Alkoholgeruch im Atem des Patienten feststellen kann. Das geht natürlich nicht so einfach, wenn er schon lange nichts mehr getrunken hat. Entzug kann allerdings auch reduzierte Alkoholzufuhr bedeuten. Außerdem treten Delirien auch teilweise im Rauschzustand auf. Das ist aber seltener der Fall, sodass Alkoholgeruch nicht typisch ist.

- *Das Delirium tremens ist eine Folge des sinkenden Blutalkoholspiegels bei süchtigen Trinkern*
- *Es tritt meist auf, nachdem einige Tage kein Alkohol getrunken wurde*

Irrtum 11

Bei allen illegalen Drogen kommt es nach Langzeit-konsum fast immer zu körperlichen Entzugssyndro-men.

Nicht alle illegalen Drogen machen körperlich abhängig! Aber nur bei körperlicher Abhängigkeit kommt es auch zu körperlichen Entzugssyndromen. Das ist bei Morphinen und Barbituraten der Fall und natürlich bei Alkoholentzug. Andere illegale Drogen zeigen diese Wirkung nicht. Auch viele Medikamente können psychisch abhängig machen, ohne körperliche Entzugssyndrome zu entwickeln, beispielsweise viele Analgetika (Schmerzmittel). Das bedeutet natürlich nicht, dass der Entzug einfach oder angenehm wäre. Die psychische Abhängigkeit kann weitaus problematischer sein als die körperliche. Es kann aber beispielsweise nicht zu einem Delir kommen, wenn die Substanz nicht physisch abhängig macht.

- *Drogen vom Morphin-Typ und Barbiturat-Typ machen körperlich abhängig*
- *Andere illegale Drogen machen psychisch abhängig*

Irrtum 12

Beim Delir kommt es grundsätzlich nicht zu akustischen Halluzinationen.

In der schriftlichen Prüfung wird oft nach den typischen Symptomen gefragt. Hierzu gehören die akustischen Halluzinationen tatsächlich nicht. Als Grundsatz gilt: Das Delir geht eher mit optischen und die Halluzinose eher mit akustischen Halluzinationen einher. Kreuzen Sie also bitte nicht akustische Halluzinationen bei den typischen Symptomen eines Delirs an! Aber ausgeschlossen sind sie deshalb nicht. Umgekehrt ist es genauso. Alkoholhalluzinosen zeigen meistens typische Halluzinationen in Form von Stimmen, die den Patienten beschimpfen. Aber auch hier kann es zu optischen Halluzinationen kommen. Die Fragestellung in der schriftlichen Prüfung ist immer genau zu beachten. Typisch bedeutet nicht immer und untypisch heißt nicht nie.

- *Optische Halluzinationen sind typisch für das Delir, akustische aber möglich*
- *Akustische Halluzinationen sind typisch für die Alkoholhalluzinose, optische aber möglich*

Irrtum 13

Alkoholhalluzinosen dauern sehr viel länger als delirante Zustände. Deshalb ist ihre Prognose eher ungünstig und der Übergang zu chronischen Zuständen eher zu beobachten.

Länger dauern sie schon. Halluzinosen aufgrund von Alkohol können Wochen oder Monate anhalten. Ein behandeltes Delir dauert meist wenige Tage, selten Wochen. Die Prognose ist allerdings für die Alkoholhalluzinose im Allgemeinen gut, wenn eine Voraussetzung erfüllt wird: absolute Enthaltsamkeit. Delirien sind weitaus bedrohlichere Zustände, vor allem wegen der vegetativen Symptome, die bei fehlender Behandlung in vielen Fällen zum Tod führen.

- *Die Prognose einer Alkoholhalluzinose ist bei absoluter Enthaltsamkeit im Allgemeinen günstig*
- *Alkoholhalluzinosen dauern Wochen bis Monate an*
- *Delirien dauern meist wenige Tage*

Irrtum 14

Bei der Alkoholhalluzinose kommt es zu ausgeprägten Bewusstseinseintrübungen und zu Desorientiertheit.

Bei der Alkoholhalluzinose, die im Vergleich zum Delir ein seltenes Syndrom ist, kommt es vor allem zu Halluzinationen. Diese sind typischerweise akustisch in Form von kommentierenden Stimmen, die den Betroffenen beschimpfen. Im Zuge dieser Halluzinationen kommt es auch zu Verfolgungswahn. Die Orientierung und das Bewusstsein bleiben jedoch weitgehend erhalten. Hier liegen wesentliche Unterscheidungskriterien zum Delirium tremens.

- *Bei Alkoholhalluzinosen bleiben das Bewusstsein und die Orientierung erhalten*
- *Die Halluzinose kann mehrere Wochen bis Monate andauern*

Irrtum 15

Schizophrene haben eine gespaltene Persönlichkeit mit zwei verschiedenen Identitäten.

Zwei Identitäten bzw. zwei oder mehrere verschiedene Persönlichkeiten sind typisch für die multiple Persönlichkeitsstörung. Dabei handelt es sich um eine dissoziative Störung, die keine Verwandtschaft zu Schizophrenie hat. Auch symptomatisch ähneln sich beide Störungsbilder nicht. Schizophrene leben in zwei Welten, in der realen, für alle anderen Menschen nachvollziehbaren und in einer wahnhaft-halluzinatorischen Welt. In beiden Wahrnehmungswelten leben und handeln sie gleichzeitig. Beispielsweise suchen Schizophrene oft Schutz bei der Polizei oder in einer Klinik, wenn sie sich verfolgt fühlen. Aus ihrer subjektiven Sicht handeln sie damit folgerichtig. Das wird doppelte Buchführung genannt. Mit einer Aufspaltung der Persönlichkeit wie Dr. Jekyll und Mr. Hyde hat das nichts zu tun. Schizophrene haben immer nur eine Persönlichkeit/Identität.

- *Schizophrene leben in zwei subjektiven Realitäten*
- *Unterscheiden Sie Schizophrenie und Multiple Persönlichkeit*

Irrtum 16

Ein langsamer Beginn mit einer sich allmählich entwickelnden Symptomatik einer Schizophrenie ist ein prognostisch günstiges Zeichen.

Das Gegenteil ist der Fall! Eine schleichende Symptomatik mag weniger dramatisch wirken als eine akute Halluzination oder Wahnäußerung eines Patienten. Angehörige gehen oft davon aus, dass es ja noch nicht so schlimm sei oder dass es sich um ein Frühstadium handele. Bis aber die schleichend einsetzenden Symptome dazu führen, dass ein Arzt konsultiert wird, dauert es meist länger als bei einer akuten Symptomatik. Prognostisch günstig sind eine schnelle Entwicklung der Symptomatik und eine kurze, dramatische Ausprägung, die unter Akutbehandlung mit Neuroleptika schnell abklingt. Die Gefahr eines Rezidivs ist relativ gering, wenn auch die akuten Symptome sehr Besorgnis erregend sind für die Angehörigen des schizophren Erkrankten.

> ▪ *Akut einsetzende Schizophrenien, die unter Neuroleptikabehandlung gut abklingen, sind prognostisch günstiger als schleichende Symptome*

Irrtum 17

Die Deutlichkeit der produktiven schizophrenen Symptomatik ist für die Diagnose Schizophrenie bedeutsamer als die Zeitdauer der psychotischen Symptomatik.

Schizophrenie hat nicht immer eine extrem ausdrucksstarke Symptomatik. Es gibt ja auch symptomarme Formen, die ohne oder mit nur wenigen Halluzinationen und ohne Wahn auskommen. Eine deutliche Negativsymptomatik kann in vielen Fällen im Vordergrund stehen. Die Zeitdauer hingegen ist ein notwendiges Kriterium. Denn alle schizophrenen Erscheinungen, die nicht länger als einen Monat dauern, sind zunächst als schizophreniforme Störung zu diagnostizieren. Erst bei längerer Dauer kann von einer Schizophrenie ausgegangen werden.

- *Zur Diagnose einer Schizophrenie müssen typische Symptome vorliegen und über einen Zeitraum von mehr als 1 Monat anhalten*
- *Bei einer schizophrenen Symptomatik bis zu 1 Monat liegt eine akute schizophreniforme Störung vor*
- *Unterscheiden Sie Schizophrenie von der akuten schizophreniformen Störung und kurzen reaktiven Psychosen*

Irrtum 18

Schizophrene Patienten können auch nach Abklingen der akuten Symptomatik während der Zeit der Rezidivprophylaxe, also zwischen den Phasen, zwangsweise in eine Klinik eingewiesen werden, um die Rückfallvorbeugung sicher zu stellen.

Zur Zwangseinweisung, die auf Grundlage der Unterbringungsgesetze der Bundesländer angeordnet werden kann, ist das gleichzeitige Vorliegen einer psychischen Erkrankung und eine akute Selbst- oder Fremdgefährdung notwendig. Während der psychotischen Episode ist die Suizidalität deutlich erhöht und damit sind die Voraussetzungen gegeben. Dazwischen ist das nicht der Fall. Der Patient darf nach Abklingen der psychotischen Symptome nicht zwangsweise in der Klinik behalten werden.

> - *Zwangseinweisung (Unterbringung) nur bei gleichzeitigem Vorliegen akuter Selbst- oder Fremdgefährdung und psychischer Störung*
> - *Aufhebung der Unterbringung, sobald die Voraussetzungen nicht mehr vorliegen*

Irrtum 19

Schizophrene neigen stärker zu Gewalttaten als gesunde Menschen, weil sie sich im Verfolgungswahn versuchen, zur Wehr zu setzen.

Gewaltsame Übergriffe kommen durchaus vor, wenn sich ein schizophrener Patient verfolgt fühlt und Angst vor seinen „Verfolgern" hat. Aber insgesamt kommen Gewalttaten bei Schizophrenen nicht häufiger vor als bei der gesunden Bevölkerung. Bedenklich erhöht ist hingegen die Selbsttötungstendenz. Der Schutz vor sich selbst ist daher viel wichtiger als der Schutz der Gesellschaft vor schizophren Erkrankten.

> • *Schizophrene begehen nicht mehr Gewalttaten als gesunde Menschen*

Irrtum 20

Während einer schizophrenen Episode ist das Bewusstsein des Patienten gestört.

Halluzination und Wahn sind Störungen der Wahrnehmung und der Interpretation des Wahrgenommenen. Alltäglichen Erlebnissen wird dabei abnorme Bedeutung zugeschrieben. Verkehrsschilder werden beispielsweise als Zeichen oder Hinweise bewertet, die eigens für den betroffenen Patienten aufgestellt wurden, um ihm etwas mitzuteilen. Im Alltagsverständnis wird oft gesagt, dass solche Menschen nicht bei klarem Verstand wären. Daher kommt möglicherweise der Irrtum, das Bewusstsein wäre nicht klar. Schizophrene sind aber bewusstseinsklar. Auch ihre Intelligenz ist ungetrübt.

- *Bewusstsein und Intelligenz bleiben bei Schizophrenen erhalten*
- *Deutliche kognitive Einbußen gibt es nicht*

Irrtum 21

Die wahnhafte Störung ist durch das Vorliegen eines ausgeprägten Wahns, der für mindestens drei Monate anhält, gekennzeichnet. Stimmenhören schließt diese Diagnose auf jeden Fall aus.

Nicht unbedingt! Es liegt natürlich der Verdacht nahe, dass Halluzinationen in Verbindung mit Wahn Ausdruck einer Schizophrenie sind. Dennoch können Halluzinationen laut ICD-10 auch bei einer wahnhaften Störung nicht völlig ausgeschlossen werden und kommen zeitweise in einigen Fällen vor. Vor allem bei älteren Patienten wird dies beobachtet. Es kommt nun darauf an, ob die Halluzinationen typisch schizophrenen Charakter haben und wie weit sie das Zustandsbild bestimmten. Sie müssen vorübergehend sein und nicht deutlicher ausgeprägt als die Wahnsymptomatik. Sonst müsste tatsächlich von einer Schizophrenie ausgegangen werden.

- *Das Vorkommen von Halluzinationen spricht nicht zwingend gegen die Diagnose einer wahnhaften Störung*
- *Sie müssen aber vorübergehend sein*

Irrtum 22

Bei der induzierten Wahnstörung leidet nur eine Person an echtem Wahn. Bei der zweiten Person verschwindet die Wahnsymptomatik meist nach Trennung schnell wieder. Induzierte Halluzinationen kommen jedoch nicht vor.

Der erste Satz stimmt, der zweite nicht! Zugegeben: Induzierte Halluzinationen sind nicht gerade sehr häufig. Aber es gibt sie im Zusammenhang mit der induzierten wahnhaften Störung. Der Primärerkrankte, also derjenige, der eigentlich und als erster unter Wahn litt, ist in den meisten Fällen ein schizophrener Patient. Die Wahninhalte seines schizophrenen Erlebens werden von einem unterwürfigen Partner übernommen, der schrittweise ebenfalls einen chronischen Wahnzustand entwickelt. Mit den Halluzinationen des Schizophrenen kann sich das teilweise ähnlich verhalten. Auch diese können induziert werden. Das ist zwar recht ungewöhnlich, kommt aber laut ICD-10 vor und spricht nicht gegen die Diagnose des induzierten Wahns.

> - *Bei induziertem Wahn können auch Halluzinationen (selten) vorkommen*

Irrtum 23

Werden zwischen zwei deutlich manischen oder depressiven Phasen zwei schizoaffektive Episoden beobachtet, ist von einer schizoaffektiven Störung auszugehen.

Solange die manischen und depressiven Phasen deutlich ausgeprägt sind und dazwischen schizoaffektive Episoden vorkommen, bleibt die Diagnose Depression oder bipolare Störung bestehen. Nur wenn mehrere Phasen mit schizoaffektiver Ausprägung aufeinander folgen und keine deutlich ausgeprägten Depressionen oder manische Phasen beobachtet werden, wird von einer schizoaffektiven Störung ausgegangen. Kriterium hierfür ist das gleichzeitige Vorliegen schizophrener und affektiver Symptome, wodurch weder die Kriterien für eine Schizophrenie noch diejenigen für eine affektive Störung voll erfüllt sind.

- *Eine bipolare affektive Psychose liegt immer dann vor, wenn es mindestens zwei deutliche Phasen mit unterschiedlichem Affektausschlag gibt*
- *Schizoaffektive Phasen dazwischen sind möglich, ändern aber nicht die Diagnose*

Irrtum 24

Eifersuchtswahn wird auch Liebeswahn oder erotischer Beziehungswahn genannt.

Drei Begriffe, zwei Sachverhalte! Eifersuchtswahn, der treffender als Wahn ehelicher Untreue bezeichnet werden kann, liegt vor, wenn der Betroffene von der Untreue des Partners überzeugt ist, obwohl es keinerlei Anhaltspunkte dafür gibt. Diese Wahnform kommt überwiegend bei Männern vor, vor allem bei verheirateten Männern. Hiervon ist unbedingt der Liebeswahn zu unterscheiden. Dieser besteht in der bizarren Überzeugung, von einem bestimmten Menschen geliebt zu werden, auch wenn dieser keine tatsächlichen Hinweise dafür gibt. Diese Wahnform wird auch erotischer Beziehungswahn oder Othello-Syndrom genannt und kommt hauptsächlich bei Frauen vor.

> - *Eifersuchtswahn liegt bei der krankhaften Überzeugung von der Untreue des Partners vor*
> - *Liebeswahn bedeutet krankhafte Überzeugung, von einem bestimmten Menschen geliebt zu werden*
> - *Achten Sie auf die Unterscheidung von Liebeswahn von Eifersuchtswahn*

Irrtum 25

Von schizoaffektiven Störungen kann nur dann ge-
sprochen werden, wenn innerhalb einer Phase depres-
sive und schizophrene Symptome immer gleichzeitig
vorliegen.

Stimmt nicht ganz! Innerhalb einer Phase müssen tatsächlich sowohl schizophrene als auch affektive Symptome auftreten. Diese müssen aber nicht gleichzeitig
im ganz engen Sinne vorliegen. Die affektiven und schizophrenen Symptome können auch einzeln, dann aber
nur wenige Tage voneinander getrennt, vorkommen.
Auch in diesem Fall kann nicht von einer eindeutig affektiven oder eindeutig schizophrenen Symptomatik
ausgegangen werden.

> - *Bei schizoaffektiven Störungen liegen*
>   *schizophrene und affektive Symptome*
>   *gleichzeitig oder nur wenige Tage von-*
>   *einander getrennt vor*

Irrtum 26

Maniker sind immer gut gelaunt, die euphorische Stimmung ist typisch für eine manische Episode.

Der zweite Teil der Behauptung stimmt. Euphorie ist ein typisches Symptom der manischen Episode. Das bedeutet jedoch nicht, dass alle Maniker immer und ohne Unterbrechung gut gelaunt sind. Es gibt auch Gereiztheit, Misstrauen und Streitsucht als Ausdrucksformen einer manischen Episode, wenn auch seltener. Innere Unruhe und Getriebenheit können das Erscheinungsbild einer Manie ebenso bestimmen wie produktive Symptome. Die Symptomatik kann insgesamt vielgestaltig sein. Ausgeprägte Manien mit psychotischen Symptomen sind ohne Fremdanamnese oder ohne Kenntnisse über frühere auffällige Symptome oft nicht leicht von Schizophrenie zu unterscheiden.

> - *Manische Phasen können auch von Gereiztheit und Misstrauen geprägt sein*

Irrtum 27

Der Ideenreichtum und der Tatendrang eines Mani-
kers sind durch Hektik und überproduktives Handeln
stets leicht beobachtbar. Psychomotorischer Über-
schuss zeigt sich durch übermäßige Bewegungen und
Rededrang.

Grundsätzlich stimmt es, dass die psychomotorische
Aktivität eines Manikers stark erhöht ist. Nur ist es so,
dass es nicht unbedingt äußerlich danach aussehen
muss. Das liegt nicht etwa daran, dass der Maniker sich
beherrscht. Das würde er auf keinen Fall tun. Vielmehr
ist es so, dass es, wenn auch in wenigen Fällen, zu stu-
porösen Zuständen kommen kann und der Maniker
durch seinen überschnellen Gedanken- und Rededrang
nahezu erstarrt. Das wird manischer Stupor genannt.
Dieser Zustand ist nur phänomenologisch, also von der
Beobachtung her, vergleichbar mit dem schizophrenen
Stupor. Manischer Stupor ist selten. Ein Notarzt, der zu
einem solchen Fall gerufen wird, wird aber die Manie
nicht sofort erkennen. Eine sorgsame Anamnese ist erforderlich.

> - *Beim manischen Stupor ist die psycho-*
>   *motorische Aktivität derart erhöht,*
>   *dass der Betroffene handlungsunfähig*
>   *wird und "erstarrt"*

Irrtum 28

Bipolare Störungen sind durch den regelmäßigen Wechsel von manischen und depressiven Episoden gekennzeichnet, wobei auf eine manische immer eine depressive Phase folgt und umgekehrt.

Der Phasenwechsel ist natürlich das Kennzeichen einer bipolaren Störung. Aber es muss nun nicht das ständige Wechseln zwischen Phasen unterschiedlicher Ausrichtung sein. Es können auch beispielsweise zwei manische Phasen aufeinander folgen und danach eine depressive Phase. Außerdem können zwischen den deutlich depressiven und manischen Phasen auch schizoaffektive Episoden auftreten. Die Verlaufsformen sind sehr individuell und können nicht so einfach prognostiziert werden.

> - *Die Verlaufsformen bipolarer affektiver Störungen sind individuell sehr verschieden*

Irrtum 29

Zwischen den Phasen einer bipolaren Störung bleiben meist Restsymptome der jeweiligen Verstimmung bis zur nächsten Phase erhalten.

Das Gegenteil gilt als Grundsatz, wenn auch nicht absolut. In den meisten Fällen bildet sich die Symptomatik zwischen den Phasen vollständig zurück. Es kann aber in vielen Fällen zu einem leichten Gegenausschlag in die jeweils entgegengesetzte Richtung kommen, bevor das Normalniveau ereicht wird. Nach einer depressiven Episode kann es dabei zu einer hypomanischen Nachschwankung kommen und nach einer manischen Episode zu einer depressiven Verstimmung leichteren Grades. Danach wird in der Regel wieder der affektive Normalzustand erreicht, bevor die nächste ausgeprägte Phase nach Monaten oder Jahren vorkommt.

- *Zwischen den Phasen einer bipolaren affektiven Störung bilden sich die affektiven Symptome meist vollständig zurück*
- *Vor dem Erreichen des Normalniveaus kann es zu leichten Gegenschwankungen kommen*

Irrtum 30

Depressive Patienten sollten nicht auf ihre Suizidge-
danken angesprochen werden, solange die depressive
Symptomatik noch in der Vollausprägung ist.

Depressive Menschen haben immer suizidale Tenden-
zen. Immerhin töten sich 15 % der schwer Depressiven
selbst, während noch weitaus mehr Depressive es versuchen. Das Thema der Selbsttötung sollte daher von
Anfang an angesprochen werden. Dabei spielt es keine
Rolle, wie schwerwiegend die depressive Symptomatik
ist. Grundsätzlich kann Suizid immer thematisiert werden. Die Meinung, es würden dadurch "schlafende
Hunde geweckt" und ein Mensch könnte durch das
Ansprechen erst auf die Selbsttötungsgedanken kommen, hält sich als hartnäckiger Irrtum. Das eigene Leben
zu beenden, ist den meisten Menschen zumindest als
flüchtiger Gedanke schon einmal in den Sinn gekom-
men. Dazu muss das niemand "vorschlagen". Es gilt
immer: Darüber reden hält am Leben! Suizidalität ist ein
Aspekt, der in der Arbeit mit Klienten immer eine Rolle
spielt und grundsätzlich berücksichtigt werden muss.

> - *Die Einschätzung der Suizidalität der*
>   *Klienten ist immer vorzunehmen*

Irrtum 31

Depressionen sind äußerlich immer ganz gut an der Antriebsminderung zu erkennen.

Antriebsminderung gehört zu den typischen Symptomen einer Depression. Häufig ist sie sehr auffällig. Aber nicht immer! Es gibt Formen, die eine Antriebssteigerung sichtbar machen. Die so genannte agitierte Depression ist durch Bewegungsunruhe und ängstliche Getriebenheit sowie unproduktive Hektik gekennzeichnet. Das Sisi-Syndrom, das nach der österreichischen Kaiserin Elisabeth benannt wurde, ist ein depressives Syndrom, das durch Getriebenheit, extremen Körperkult, Gereiztheit und Sprunghaftigkeit gekennzeichnet ist. Antriebsminderung liegt hier nicht vor. Schließlich muss auch eine larvierte (somatisierte) Depression berücksichtigt werden, die in Körpersymptomen zum Ausdruck kommt und sich nicht so leicht als Depression präsentiert. Betroffene können sich unauffällig verhalten und zunächst den Eindruck erwecken, als handle es sich tatsächlich um körperliche Beschwerden.

> - *Getriebenheit und Bewegungsunruhe sind typisch für die agitierte Depression und das Sisi-Syndrom*
> - *Ein unauffälliger Antrieb kann bei der larvierten Depression vorliegen*

Irrtum 32

Die Diagnose "bipolare affektive Störung" wird nur gestellt, wenn Phasen mit unterschiedlicher affektiver Ausrichtung beobachtet werden. Es müssen also sowohl deutlich depressive als auch deutlich manische Phasen vorliegen.

Der typische Fall einer bipolaren affektiven Störung ist der Wechsel zwischen depressiven und manischen Phasen, teilweise mit Nachschwankungen in die jeweils entgegengesetzte Richtung nach Abklingen der einzelnen Phasen. Liegen mehrere depressive Phasen vor, ohne dass es deutliche Anzeichen manischer Episoden in der Vorgeschichte des Patienten gibt, so handelt es sich um eine rezidivierende Depression, die nach ICD-10 auch so klassifiziert wird. Bei Manien ist das anders. Eine manische Episode wird nur bei einem einmaligen Erkrankungszustand diagnostiziert. Treten mehrere manische Phasen auf, ohne Wechsel mit depressiven Episoden, so wird dennoch biopolare affektive Störung diagnostiziert, weil sich die Patienten in der Familienanamnese, dem Krankheitsbeginn und dem langfristigen Verlauf ähneln. Mehrere manische Phasen ohne Depressionen dazwischen sind selten.

> - *Die Diagnose einer rezidivierenden manischen Störung gibt es nicht*
> - *Die Diagnose lautet bipolare Störung!*

Irrtum 33

Kontextabhängige Angststörungen (Phobien) und kontextunabhängige (Panik, generalisierte Angststörung) schließen sich gegenseitig aus.

Angststörungen können auch kombiniert vorliegen. Das kommt sogar relativ häufig vor. Vor allem die Kombination Agoraphobie mit Panikattacken wird bei Jugendlichen und jungen Erwachsenen recht häufig diagnostiziert. Unterschiedliche Angststörungen schließen sich niemals gegeneinander aus. Auch nachdem eine Panikstörung bereits seit langem besteht, kann eine Phobie hinzukommen. Aus lerntheoretischer Sicht entstehen Phobien ja als gelernte Reaktionen und nicht unbedingt als Reaktion auf frühkindliche Entwicklungsstörungen, wie es die psychoanalytische Theorie beschreibt. Beachten Sie bitte immer, dass zwei oder mehrere psychische Erkrankungen, die gleichzeitig vorliegen, nicht unbedingt auch gleiche Ursachen haben müssen. Auch ist es nicht so, dass eine unbedingt die Folge der anderen Erkrankung ist. Zwei Störungen schließen sich daher nur selten wirklich aus.

> - *Eine häufige Kombination von Angststörungen ist Agoraphobie mit Panikattacken*

Irrtum 34

Die direkte Angstreaktion kann bei manchen Angst-
störungen auch ohne körperliche Symptome einherge-
hen.

Ängste werden oft deutlich als Angst erlebt und vom
Klienten auch so geschildert. Es gibt jedoch Ängste, die
weitgehend somatisiert werden und damit in Körpersymptomen zum Ausdruck kommen, ohne dass dem
Betroffenen die Angst tatsächlich bewusst wird. Umgekehrt ist aber nicht wirklich vorstellbar, dass eine Angst
in rein psychischer Form vorkommt. Der Körper rea-
giert bei Ängsten immer. Mindestens der Herzschlag ist
erhöht, während Angst erlebt wird. Das ist auch schon
ein körperliches Symptom. Prüfungsteilnehmer lassen
sich in der Prüfung oft verwirren, weil sie davon ausge-
hen, dass bei Panikstörungen Ängste des Herz-
versagens bestehen, obwohl keine pathologischen
Herzaktivitäten vorliegen und der Patient daher nicht
sterben kann. Auch ersticken wird er nicht. Körperliche
Symptome (Schwitzen, Herzrasen etc.) sind aber vorhanden.

> • *Angst wird immer von körperlichen*
>   *Symptomen (Herzrasen, Schwitzen)*
>   *begleitet*

Irrtum 35

Bei Zwängen besteht immer Meinhaftigkeit, von Zwängen betroffene Personen wissen daher immer um die Unsinnigkeit der Zwänge und sind sich dessen auch absolut sicher.

Na ja! So wird es gelernt und das hat auch gute Gründe. Zwang lässt sich immerhin von Wahn durch genau diese Meinhaftigkeit unterscheiden. Im schriftlichen Teil der Prüfung sollten Sie also Ihr Kreuzchen bei Meinhaftigkeit machen. Es gibt jedoch Ausnahmen, vor allem bei Kindern ist die Meinhaftigkeit nicht so ausgeprägt. Kinder vor dem Pubertätsalter, die an Zwängen leiden, glauben schon eher, dass die zwanghaften Vermutungen eintreffen werden, wenn sie sich der Zwangshandlung nicht hingeben. Die Meinhaftigkeit ist jedoch nicht derart gestört oder aufgehoben wie bei Wahnphänomenen. Auch Kinder können im Gespräch mit Erwachsenen von ihrer falschen Annahme überzeugt werden, was bei Wahn nicht mehr geht. Im mündlichen Teil können Sie dieses Wissen vielleicht ganz gut gebrauchen.

- *Bei Zwänge bleibt die Meinhaftigkeit im Allgemeinen erhalten*
- *Bei Kindern ist die Meinhaftigkeit jedoch weniger ausgeprägt!*

Irrtum 36

Treten Anpassungsstörungen auf, so sind sie stets Folge von Belastungen oder Ereignissen von katastrophalem Ausmaß.

Das trifft für die posttraumatische Belastungsstörung zu. Bei ihr sind die Ursachen so belastend, dass nahezu jeder Mensch zumindest in eine tiefe Krise fallen würde. Solche Ereignisse, wie beispielsweise Geiselhaft, Terroranschläge oder Vergewaltigungen, können auf jeden Fall als katastrophal bezeichnet werden, wenn auch verschiedene Menschen unterschiedlich damit umgehen. Anpassungsstörungen kommen auch bei „harmloseren" Ereignissen vor, z. B. bei Mobbing oder Dauerstress im Beruf, bei Trauerfällen oder Trennungssituationen. Zeitweise ist der Umgang mit alltäglichen Situationen beeinträchtigt. Betroffene sind misstrauisch und ziehen sich zurück. Sie meiden soziale Kontakte oder schränken diese stark ein. Bei Jugendlichen kann es zu dissozialem Verhalten kommen.

> - *Anpassungsstörungen entstehen aus subjektiven Belastungen, die nicht katastrophal sein müssen*
> - *Bei Jugendlichen kann es zu dissozialem Verhalten kommen*
> - *Unterscheiden Sie Anpassungsstörungen von posttraumatischen Belastungsstörungen*

Irrtum 37

Anpassungsstörungen dauern nicht länger als sechs Monate.

Stimmt fast und kann als Grundsatz so ähnlich gelernt werden. In der schriftlichen Prüfung würde sicherlich stehen: "Eine Anpassungsstörung dauert in der Regel nicht länger als sechs Monate". Eine klare Ausnahme bildet die so genannte längere depressive Reaktion. Diese dauert bis zu zwei Jahre. Sie wird in der ICD-10 als eine Form der Anpassungsstörung beschrieben. Die Untergruppe F 43 umfasst die Reaktionen auf schwere Belastungen und Anpassungsstörungen. F 43 ist die Codierung für Anpassungsstörung und die Unterform der längeren depressiven Reaktion findet man unter F 43.21! Achten Sie daher bitte genau auf die Formulierung der Fragen im schriftlichen Prüfungsteil. "Anpassungsstörungen dauern höchstens 6 Monate" wäre falsch und "Anpassungsstörungen dauern in der Regel nicht länger als 6 Monate" wäre die richtige Lösung.

> - *Anpassungsstörungen sind durch Beeinträchtigungen der angemessenen Reaktionen und der Kooperationsfähigkeit im sozialen Kontakt gekennzeichnet*
> - *Sie dauern in der Regel nicht länger als 6 Monate*
> - *Ausnahme ist die längere depressive Reaktion (bis zu 2 Jahre)*

Irrtum 38

Hypochondrische Störungen haben in der Regel wahnhafte Züge und kommen unter anderem als Dysmorphophobie (Überzeugung von Schwellungen oder seltsamen Ohren- und Nasenformen) vor.

Hypochondrie ist grundsätzlich eine somatoforme Störung und gehört damit in den Bereich der neurotischen Störungen und ist nicht wahnhaft. Wahn kommt bei psychotischen Erkrankungen vor und hat eine andere Qualität. Immerhin ist eine Voraussetzung zum Vorliegen eines Wahns die absolute subjektive Gewissheit und Unbelehrbarkeit. Es gibt auch wahnhafte Störungen, die hypochondrische Züge haben. Dysmorphophobie kommt als Wahnthema auf jeden Fall vor, auch die Überzeugung, unheilbar erkrankt zu sein. Aber bei weitem nicht alle hypochondrischen Störungen sind so strukturiert. Hypochonder sind durchaus belehrbar und können erkennen, dass die Sorge unbegründet war oder zumindest die Krankheit nicht eingetroffen ist. Die Sorge meldet sich jedoch schnell wieder.

- *Hypochonder befürchten ständig, zu erkranken oder sich anzustecken*
- *Dysmorphophobie ist die übertriebene Sorge um Deformation der Nase oder der Ohren*
- *Unterscheiden Sie die hypochondrische Störung vom hypochondrischen Wahn*

Irrtum 39

Derealisations- und Depersonalisationssyndrome sind durch Ich-Störungen gekennzeichnet.

Das ist ein bisschen vorschnell. Leider werden Depersonalisation und Derealisation häufig in einem Atemzug mit den Ich-Störungen genannt oder sogar als solche bezeichnet. Genau genommen sind es Übergangszustände, die man besser als Entfremdungserlebnisse bezeichnet. Denn bei einem Depersonalisations- und Derealisations-Syndrom ist die Meinhaftigkeit erhalten. Es besteht also Krankheitseinsicht. Betroffene wissen, dass die Gefühle, neben sich zu stehen und alles wie ein Beobachter wahrzunehmen, eine abnorme Veränderung darstellen. Sie erlaben sich nicht als von außen beeinflusst, wie das bei Ich-Störungen der Fall ist. Gedankenentzug, Gedankeneingebung und Willensbeeinflussung haben also eine andere Qualität als Entfremdungen.

- *Beim Depersonalisations- und Derealisationssyndrom bleibt die Meinhaftigkeit erhalten*
- *Unterscheiden Sie Ich-Störungen von Entfremdungserlebnissen*

Irrtum 40

Bulimia nervosa (Bulimie) und Anorexia nervosa (Anorexie, Magersucht) schließen sich gegenseitig aus.

So unterschiedlich sind diese beiden Essstörungen nun auch wieder nicht. Die große Gemeinsamkeit ist die Körperschemastörung, also die subjektiv veränderte Wahrnehmung und Einschätzung des eigenen Körpers als viel zu dick. Anorektiker hungern, um ihr Gewicht zu reduzieren, Bulimiker sorgen dafür, dass sie nach dem Essen erbrechen müssen oder manipulieren mit Abführmitteln. Bei vielen Anorektikern zeigen sich durchaus auch bulimische Phasen im Verlauf, umgekehrt können Bulimiker auch anorektische Phasen erleben. Wenn der Verlauf einer Essstörung über mehrere Jahre betrachtet wird, ergibt sich so oft das Bild eines Mischzustandes aus beiden Störungen. In der Fachliteratur wird teilweise auch von Bulimarexie gesprochen. Der Begriff ist nicht überall so gebräuchlich, weil meistens davon ausgegangen wird, dass es sich um zwei verschiedene Störungen handelt. Es gibt jedoch auch Ansätze, beide Formen als unterschiedliche Erscheinungsformen derselben Störung zu sehen. Einiges spricht dafür.

- *Bulimie und Anorexie schließen sich gegenseitig nicht aus*
- *Es gibt sogar Mischformen (Bulimarexie)*

Irrtum 41

Anorektiker haben ein reduziertes Hungergefühl. Daher ist die Wiederaufnahme einer normalen Ernährung erschwert.

Eine reine Anorexie ist nicht von Heißhungerattacken geprägt. Der deutsche Begriff ist Magersucht, die Übersetzung für Anorexie lautet jedoch "Appetitverlust". Na ja! Der Begriff ist auf jeden Fall unglücklich gewählt, denn es sieht nur so aus, als wenn Betroffene kein Hungergefühl hätten. Die Angst vor dem Dickwerden hält sie vom Essen ab, Hunger haben Anorektiker schon. Es kommt in vielen Fällen sogar vor, dass Anorektiker auch bulimische Phasen durchlaufen und von Essattacken gepackt werden. Dabei verläuft die Essattacke genauso wie bei der Bulimie. Bei Appetitverlust wäre das kaum denkbar.

- *Anorektiker halten strikte Diät und vermeiden hochkalorische Speisen*
- *Heißhungerattacken können auch bei Anorektikern auftreten und zu übermäßigem Essen führen*
- *Umgekehrt gibt es anorektische Phasen bei Bulimkern*

Irrtum 42

Bulimiker sind langfristig immer untergewichtig, da durch das ständige Erbrechen zu wenig Nahrung aufgenommen wird.

Anorexie ist immer gut zu erkennen. Das äußere Erscheinungsbild ist deutlich. Die Abmagerung ist typisch und auffällig. Bei Bulimie ist das anders. Bulimische Menschen können normalgewichtig sein, in manchen Fällen haben sie sogar etwas Übergewicht. Daher lässt sich die Bulimie ganz gut verstecken, was Betroffene meist lange Zeit versuchen. Leider führt es auch dazu, dass eine reine Bulimie oft im Alltag weniger ernst genommen wird. Die Fehlernährung wird im Laufe der Zeit auf jeden Fall physiologisch bedenklich.

- *Bulimiker haben weitgehend normales Gewicht*
- *Anorektiker sind untergewichtig*

Irrtum 43

Psychisch bedingte Schmerzen beim Geschlechtsverkehr gibt es praktisch nur bei Frauen.

Die Rede ist hier von der nichtorganischen Dyspareunie, so werden die psychogenen Schmerzen beim Geschlechtsverkehr genannt. Solche Beschwerden werden weitaus häufiger von Frauen berichtet. Beachten Sie hier auch die Unterscheidung zu nichtorganischem Vaginismus. Bei dieser Störung verkrampft sich die Beckenbodenmuskulatur, was zum Verschließen der Vagina führt und ein Eindringen schmerzhaft macht. Bei der Dyspareunie liegt diese Verkrampfung nicht vor. Vermutlich spielt das emotionale Erleben hier eine bedeutende Rolle. Mit Blick auf den angesprochenen Irrtum bleibt zu erwähnen, dass es auch Männer gibt, die über Schmerzen bei Geschlechtsverkehr klagen, die nicht organisch zu erklären sind. Es handelt sich also nicht um eine reine Problematik des weiblichen Geschlechts.

- *Nicht organische Dyspareunie bedeutet Schmerzen beim Geschlechtsverkehr*
- *Unterscheiden Sie nicht organischen Vaginismus von Dyspareunie*

Irrtum 44

Beim Aufwachen oder Gewecktwerden aus dem Zustand des Schlafwandelns hält ein Zustand der Verwirrung oder der Orientierungslosigkeit für mehrere Minuten an.

Ein Schlafwandler ist zwar nur sehr schwer zu wecken oder von seinem Schlafwandeln abzuhalten, Verwirrung kommt aber nach der Unterbrechung des Zustandes allenfalls kurz vor. Sobald der Betroffene wach ist, verhält er sich normal, ohne Auffälligkeiten in der Orientierung oder anhaltende Verwirrung. Der häufigste Fall sieht so aus, dass der Betroffene von selbst wieder ins Bett geht und einschläft. Am nächsten Tag besteht meist Amnesie für die Zeit des Schlafwandelns. Der Fachbegriff für das nächtliche Umherwandern ist übrigens Somnambulismus. Verwandt damit ist der so genannte Pavor nocturnus. Das ist eine nächtliche Panikattacke mit Schreien und Erregung. Werden die Betroffenen geweckt, bestehen Orientierungsstörungen, die einige Minuten anhalten.

> - *Schlafwandler gehen bei Nacht umher, ohne aufzuwachen; keine Orientierungsstörung beim Gewecktwerden*
> - *Pavor nocturnus ist eine nächtliche Panikattacke mit Schreien und psychomotorischer Erregung; Orientierungsstörungen beim Gewecktwerden*

Irrtum 45

Anankastische Persönlichkeiten sind durch die Persistenz von Zwangsneurosen gekennzeichnet.

Anankastische Persönlichkeiten haben zwanghaften Charakter. Man spricht ja auch von zwanghafter Persönlichkeitsstörung. Hierbei geht es jedoch nicht um Zwänge, die einer Zwangsstörung entsprechen. Das Zwanghafte durchzieht bei der anankastischen Persönlichkeit den Charakter. Pedanterie und Ordnungsliebe, Gewissenhaftigkeit und Befolgen von Konventionen prägen das Zustandsbild. Anankastische Menschen erwarten Unterordnung anderer unter die eigenen Wünsche und Bedürfnisse. Der eigene Perfektionismus behindert oft die Fertigstellung von Aufgaben. Nichts ist gut genug, um fertig zu sein! Zwangsstörungen sind durch beschreibbare Zwänge gekennzeichnet, die sich auf bestimmte Situationen und Handlungen beziehen. Natürlich können mehrere Zwänge bei einer Person vorkommen. Die zwanghafte Persönlichkeit als Wesenszug ist aber keine notwendige Voraussetzung zum Entwickeln von Zwängen.

- *Anankastische Persönlichkeiten sind rigide, ordnungsliebend und pedantisch*
- *Unterscheiden Sie die anankastische Persönlichkeitsstörung von der Zwangsstörung*

Irrtum 46

Schizoide Persönlichkeiten neigen zur schrittweisen Entwicklung einer Schizophrenie.

Schizoid heißt nicht, dass diese Störung mit der Schizophrenie verwandt ist oder gar in eine solche Psychose übergeht. Emotionale Kühle und Distanz prägen diesen Zustand. Betroffene sind einzelgängerisch und zeigen wenig Interesse an Beziehungen zu anderen Menschen. Für Lob und Kritik scheinen sie unempfänglich zu sein. Diese flachen Affekte erinnern an die hebephrene Form der Schizophrenie, sind aber nicht wirklich mit ihr verwandt. Denken Sie daran, dass Persönlichkeitsstörungen im Grunde genommen eine Restdiagnose darstellen. Um sie zu diagnostizieren, müssen praktisch allen anderen infrage kommenden Störungen bereits ausgeschlossen worden sein. Persönlichkeitsstörungen sind also nie Übergangszustände zu anderen psychischen Erkrankungen.

- *Schizoide Persönlichkeiten zeigen keine typischen Schizophreniesymptome*
- *Unterscheiden Sie schizophren, schizoid und schizotyp*

Irrtum 47

Menschen mit einer abhängigen Persönlichkeitsstörung befürchten Ablehnung und Verlassenwerden und suchen sich daher nur Beziehungen, in denen sie sich sicher sind, gemocht zu werden.

Wie soll das gehen? Wenn die Betroffenen immer befürchten, verlassen zu werden, können sie nicht gleichzeitig sicher sein, gemocht zu werden. Damit wäre ja ihr Problem gelöst. Eine Persönlichkeitsstörung ist aber nicht ein kleiner Wesenszug, den man durch Erfahrung ausgleichen oder durch Diplomatie beherrschen könnte. Die Sorge um das Verlassenwerden ist immer vorhanden. Abhängige Persönlichkeiten klammern sich kritiklos an. In der Märzprüfung 2007 hat genau die hier formulierte Behauptung in der schriftlichen Prüfung wieder einmal für Protestwellen gesorgt, weil viele, auch angebliche Fachleute, diese Antwort als zutreffend bezeichnet hatten. Die beschriebene Art der Beziehungssuche trifft jedoch auf die ängstliche Persönlichkeitsstörung zu. Ein Blick in die ICD-10 vertreibt sicherlich letzte Zweifel ...!

- *Abhängige Persönlichkeiten befürchten immer, verlassen zu werden; Beziehungen ändern diese Sichtweise nicht*
- *Unterscheiden Sie die abhängige von der ängstlichen Persönlichkeitsstörung*

Irrtum 48

Menschen, die an einer Persönlichkeitsstörung leiden, halten sich grundsätzlich nicht an die gesellschaftliche Ordnung und brechen auch bevorzugt Gesetze.

Das ist bei der dissozialen Persönlichkeitsstörung so und kommt mehr oder weniger ausgeprägt auch bei anderen Unterformen und Mischzuständen vor. Aber eben nicht grundsätzlich. Zwanghafte Persönlichkeiten fallen z. B. durch das strikte Befolgen von Konventionen auf und brechen so schnell keine Gesetze. Übervorsicht und Pedanterie bestimmen dieses Zustandsbild. In Beziehungen zu anderen Menschen werden durch die Rigidität und die fehlende Flexibilität und Anpassung bei praktisch allen Persönlichkeitsstörungen Rechte anderer Menschen verletzt oder eingeschränkt. Es bleibt aber festzuhalten, dass nicht alle Persönlichkeitsstörungen zu Gesetzesübertritten führen.

> - *Nicht bei allen Persönlichkeitsstörungen werden gesellschaftliche Regeln gebrochen oder gezielt gestört*
> - *Lernen Sie die Unterschiede der einzelnen Persönlichkeitsstörungen sehr genau, am besten mit direktem Blick in die ICD-10*

Irrtum 49

Persönlichkeitsstörungen entstehen auch durch organische Ursachen oder als Folge von Extrembelastungen.

Vorsicht! Nicht die Begriffe durcheinander werfen! Bei allen genannten Störungen kommt es zu Veränderungen der Persönlichkeitszüge. Dennoch sind es unterschiedliche Störungen. Die organische Persönlichkeitsänderung entsteht durch eine nachhaltige Schädigung des Gehirns durch Krankheiten oder Unfälle. Es handelt sich um chronische organisch bedingte Störungen. Persönlichkeitsstörungen entstehen in der jugendlichen Entwicklung und dauern meist ins Erwachsenenalter an. Beide Erscheinungen sind chronisch und verändern sich auch unter Therapie nur wenig. Persönlichkeitsänderungen aufgrund Extrembelastung werden von einem beschreibbaren Belastungsereignis ausgelöst und sind von Misstrauen und Rückzug geprägt. Diese Zustände können Jahre anhalten, sind aber prinzipiell reversibel.

- *Persönlichkeitsstörungen entstehen nur im Zuge der jugendlichen Entwicklung*
- *Unterscheiden Sie Persönlichkeitsstörungen, organische Persönlichkeitsveränderungen und Persönlichkeitsänderungen nach Extrembelastung*

Irrtum 50

Dauerhafte Intelligenzminderungen bei Kindern werden nie Demenz genannt, sondern immer Intelligenzminderung.

So einfach ist es auch wieder nicht. Demenzen können, wenn auch äußerst selten, auch bei Kindern vorkommen. Das Kramer-Pollnow-Syndrom und Morbus Heller sind die kindlichen Demenzen. Der Unterschied zwischen Intelligenzminderung und Demenz bei Kindern besteht darin, dass bei Intelligenzminderung das Erreichen eines höheren intellektuellen Niveaus, das von der normalen Entwicklung her noch zu erwarten wäre, durch Schädigungen des Gehirns verhindert wird. Das kommt bei vorgeburtlichen Schädigungen (Infektionen, genetische Einflüsse, Vergiftungen) und durch Einflüsse während des Geburtsvorganges oder unmittelbar danach vor (z. B. Sauerstoffmangel). Das Wesen einer Demenz besteht darin, dass ein bereits erreichtes intellektuelles Niveau durch Schädigung im Nachhinein wieder verloren geht. Das ist eher im höheren Alter der Fall, kann aber auch bei Kindern vorkommen.

> - *Intelligenzminderung ist eine nachhaltige Störung der intellektuellen Entwicklung im Kleinkindalter*
> - *Unterscheiden Sie Intelligenzminderung, kindliche Demenzen und Demenzen des Erwachsenenalters*

Irrtum 51

Standardisierte Testverfahren zur Einschätzung der Intelligenz sind als einziges Diagnoseinstrument ziemlich treffsicher, das sie die Intelligenzleistungen am objektivsten angeben.

Es ist komplexer als das! Natürlich gibt es standardisierte Verfahren und die haben ihre Vorteile. Intelligenzquotienten können damit gut bestimmt werden, wenn die Testbedingungen eingehalten werden und ggf. andere Einschränkungen berücksichtigt werden. Um eine Intelligenzminderung zu bestimmen, ist es erforderlich, das Ausmaß der Beeinträchtigung festzulegen. In der ICD-10 finden sich IQ-Werte als Richtlinien. Diese alleine genügen jedoch nicht den Diagnoseanforderungen. Denn außer dem numerischen Wert einer Intelligenzminderung ist das Ausmaß der gestörten Anpassung an das alltägliche Leben entscheidend. Die angegebenen IQ-Werte erlauben daher keine starre Zuordnung, sondern sind als Richtgrößen zu verstehen.

> - *IQ-Tests liefern gute Ergebnisse aber wichtig ist auch die Einschätzung der Alltagseinschränkungen zur Einschätzung einer Intelligenzminderung*

Irrtum 52

Die Intelligenzleistungen einer Person können in verschiedenen Bereichen unterschiedlich hoch sein. Bei Intelligenzminderung ist jedoch die Minderleistung auf alle Bereiche bezogen. Schwankungen von mehr als 10 IQ-Punkten kommen nicht vor.

Doch, es gibt erhebliche Schwankungen. Es gibt sogar Fälle, bei denen einzelne IQ-Bereiche, beispielsweise Sprache und Handeln um mehr als 15 IQ-Werte voneinander abweichen. Solch deutliche Unterschiede sind bei Intelligenzminderungen nicht unbedingt an der Tagesordnung, kommen aber vor und werden dann als dissoziierte Intelligenz bezeichnet. In der ICD-10 findet sich diese Art der Intelligenzstörung in der Untergruppe F 74. Beachten Sie bitte, dass der Begriff dissoziierte Intelligenz nichts mit dissoziativen Störungen zu tun hat. Dissoziiert bedeutet abgespalten und verweist auf die „Abspaltung" einzelner Intelligenzbereiche, die deutlich schlechter ausgeprägt sind.

> - *Dissoziierte Intelligenzminderung bedeutet Abweichungen von 15 und mehr IQ-Punkten zwischen verschiedenen IQ-Bereichen*
> - *Dissoziierte Intelligenz ist keine dissoziative Störung*

Irrtum 53

Umschriebene Störungen der Entwicklung des Spre-
chens und der Sprache zeigen im Kindesalter Phasen
unterschiedlicher Ausprägung mit Besserungen und
erneuten Verschlechterungen.

Es ist ein Kennzeichen der Entwicklungsstörungen, dass
gerade kein phasischer Verlauf mit Rezidiven auftritt,
sondern ein kontinuierlicher, sicherlich in vielen Fällen
erheblich beeinflussbarer. Das bedeutet nun nicht, dass
ein Kind, das mit Sprachverzögerungen zu tun hatte,
nicht in eine kindliche Sprache zurückfallen kann, die
nicht mehr altersangemessen ist. Solche "Rückfälle" sind
aber psychoreaktiv und kommen z. B. im Zusammenhang mit Anpassungsstörungen vor. Natürlich kann die
Sprachfähigkeit auch durch Gehirnschädigungen (Unfälle, kindliche Demenzen) gestört werden. Eine rück-
läufige Entwicklung aber gibt es nicht.

> - *Entwicklungsstörung verlaufen nicht*
>   *in Phasen oder Rezidiven*

Irrtum 54

Störungen schulischer Fertigkeiten wie LRS, Rechenstörung oder isolierte Rechtschreibstörung sind in vielen Fällen Folge von Intelligenzminderung.

Nicht, wenn wir die entsprechenden Störungen nach ICD-10 meinen. Natürlich ist es so, dass eine Intelligenzminderung Probleme beim Schreiben, Lesen und Rechnen mit sich bringt, so wie in allen anderen schulischen Bereichen auch. Von einer LRS (Lese-Rechtschreib-Störung) kann jedoch nur dann gesprochen werden, wenn die übrigen schulischen Leistungen normal sind und die Intelligenz im üblichen Rahmen eines Schulkindes bleibt. Sonst müsste Intelligenzminderung festgestellt werden. Bei der Dyskalkulie (Rechenstörung) zeigen die betroffenen Kinder ebenfalls normale schulische Leistungen in anderen Bereichen.

> - *Bei Teilleistungsstörungen liegen übliche Intelligenzwerte von Schulkindern vor*
> - *Die Störung betrifft nur bestimmte Bereiche*

Irrtum 55

Autisten sind in der Regel minderintelligent.

In dieser Absolutheit ist das falsch. Es gibt die Intelligenzminderung beim frühkindlichen Autismus tatsächlich überhäufig. Allerdings sind bei weitem nicht alle Betroffen. Beim Asperger-Syndrom hingegen sind die meisten Betroffenen sogar normal intelligent. Grundsätzlich kann bei Autisten jedes Intelligenzniveau vorkommen. Drei Viertel der frühkindlichen Autisten zeigen eine Intelligenzminderung. Das kann nicht als "in der Regel" bezeichnet werden.

- *Beim frühkindlichen Autismus liegt in drei Vierteln aller Fälle Intelligenzminderung vor*
- *Asperger-Autisten sind meist normal intelligent*
- *Unterscheiden Sie die drei wesentlichen Autismusformen: Frühkindlicher Autismus (Kanner-Syndrom), Asperger-Syndrom und Rett-Syndrom*

Irrtum 56

Das hyperkinetische Syndrom (HKS, ADS, ADHS)
beginnt in den meisten Fällen im Grundschulalter.

Immer wieder geprüft, immer wieder falsch gemacht! Diese Störung manifestiert sich bereits vor dem sechsten Lebensjahr, also im vorschulischen Alter. Es ist nur so, dass die meisten Fälle erst im Schulalter erkannt werden und die hyperkinetische Störung damit etwas zur "Schulkrankheit" geworden ist. Unruhige Kinder werden meistens zuerst einmal als "Zappelphilipp" bezeichnet; Energie und Dynamik im Charakter des Kindes werden bei kleineren Kindern dafür verantwortlich gemacht. Die Konzentrationsprobleme und die Aufmerksamkeitsdefizite werden oft erst richtig sichtbar, wenn konzentriert gearbeitet werden muss und wenn das Kind stillsitzen soll – eben in der Schule!

> - *Das hyperkinetische Syndrom beginnt bereits vor dem 6. Lebensjahr*
> - *HKS-Kinder neigen zum Suchtmittelmissbrauch*

Irrtum 57

Beim kindlichen Mutismus verweigert das betroffene Kind die Kommunikation mit ganz bestimmten Kontaktpersonen. Es ignoriert sie nahezu völlig.

Das eigentlich skurrile an dieser Störung liegt darin, dass das betroffene Kind zwar die sprachliche Kontaktaufnahme zu einer oder mehreren Personen verweigert, also die verbale Kommunikation nicht praktiziert, während die non-verbale Verständigung ganz gut funktioniert. Es kann also nicht davon ausgegangen werden, dass eine vollständige Kommunikationsverweigerung vorliegt, sonst müssten die Kinder jede Kontaktaufnahme zu der Person meiden. Das tun sie aber nicht! Die Verweigerung bezieht sich auf das Sprechen.

- *Beim selektiven Mutismus liegt eine Sprechweigerung vor, obwohl die Sprachfähigkeiten entwickelt sind*
- *Mit nahen Bezugspersonen bleibt die verbale Sprache fast immer erhalten*
- *Die nonverbale Verständigung funktioniert meist recht gut*

Irrtum 58

*Im frühen Erwachsenenalter kann eine ADHS (Auf-
merksamkeitsdefizit- und Hyperaktivitätsstörung)
nicht mehr diagnostiziert werden.*

Kann sie schon, wenn auch nicht immer! Die hyperkinetische Störung dauert in vielen Fällen ins junge Erwachsenenalter an und führt dort zu Schwierigkeiten in der
Berufsvorbereitung oder Berufsausbildung. Im Grunde
genommen setzen sich die Probleme der Schulzeit in
der entsprechenden Umgebung des jungen Erwachsenen fort. Anhand der Symptomatik, häufig ergänzt
durch Alkohol- oder Suchtmittelmissbrauch kann in
Verbindung mit einer Fremdanamnese das Verhalten
zur Schulzeit, eventuell auch noch davor, eingeschätzt
werden und eine entsprechende Diagnose gestellt werden.

- *HKS kann auch im frühen Erwachsenenalter noch diagnostiziert werden*
- *HKS, ADS und ADHS sind weitgehend synonym zu gebrauchen, ADS
  verweist auf eine Ausprägung mit ge-
  ringer Hyperaktivität*

Irrtum 59

Die meisten Suizidtote gibt es unter den Jugendlichen.

Ein typischer Irrtum, der aus einer falschen Interpretation der Suizidstatistik abgeleitet wird. Diese besagt nämlich, dass Suizid bei Erwachsenen die Todesursache Nummer 6 ist (nach Kreislauf, bösartigen Neubildungen, Atmungswegeerkrankungen, Krankheiten des Verdauungssystems und Unfällen) und bei Jugendlichen auf Platz 2 steht! Stimmt ja auch, nur kommen bei Jugendlichen nicht sehr viele Todesursachen infrage. Unheilbare Krankheiten sind in dieser Lebensphase selten. Da bleiben noch Unfall, Suizid und Mord. Die Selbsttötung steht damit auf Rang 2. Die weitaus meisten Selbsttötungen finden sich jedoch bei älteren Männern. Das durchschnittliche Suizidalter beträgt bei männlichen Personen fast 60 Jahre.

- *Suizid begehen hauptsächlich ältere Männer*
- *Suizid ist bei Erwachsenen die Todesursache Nummer 6*
- *Bei Jugendlichen liegt Suizid als Todesursache auf Platz 2 der Häufigkeit*

Irrtum 60

Die Suizidrate hat in den letzten Jahren in Deutschland deutlich zugenommen.

Sie scheint sich zahlenmäßig seit Anfang 2000 zu stabilisieren. Zwischen 1980 und 2004 ist die Anzahl der jährlichen Selbsttötungen um die Hälfte zurückgegangen. Seither ist die Zahl relativ stabil. Jährlich suizidieren sich in Deutschland ca. 10.000-11.000 Menschen. Darunter sind weitaus mehr Männer als Frauen zu finden aber nur wenige Kinder und Jugendliche. Beachten Sie bitte immer, dass es um ein Vielfaches mehr Suizidversuche als tatsächliche Selbsttötungen gibt. Außerdem gibt es in beiden Bereichen hohe Dunkelziffern.

- *Die Suizidrate ist von 1980 bis 2004 um die Hälfte gesunken*
- *Jährlich suizidieren sich ca. 10.000-11.000 Menschen in Deutschland*
- *Männer begehen häufiger Suizid als Frauen*
- *Frauen begehen häufiger Suizidversuche als Männer*

Irrtum 61

Männer begehen viel häufiger Suizidversuche als Frauen.

Aufgepasst! Männer begehen häufiger Suizid. Unter den ca. 10.000-11.000 Suizidtoten jährlich sind fast 8.000 Männer zu finden. Frauen sind nur halb so oft vertreten. Das bedeutet aber nicht, dass Männer auch häufiger Suizidversuche unternehmen. Das klingt etwas widersprüchlich, ist aber faktisch gegeben. Frauen verüben häufiger Suizidversuche, überleben es aber auch viel häufiger. Auch Jugendliche sind bei den Suizidversuchen sehr häufig vertreten, bei "erfolgreichem" Suizid hingegen vergleichsweise selten.

- *Frauen verüben viel häufiger Suizidversuche als Männer*
- *Männer begehen häufiger „erfolgreichen" Suizid*
- *Unterscheiden Sie statistische Zahlen zu Suizidversuchen und tatsächlichen Suiziden*

Irrtum 62

Die meisten Frauen wählen weiche Suizidmethoden, die meisten Männer wählen harte Suizidmethoden.

Stimmt halbwegs! Harte Suizidmethoden sind Erhängen, Erschießen, Sprung in die Tiefe oder vor den Zug etc. Weiche Methoden fallen nicht so deutlich auf. Medikamenten oder Gift werden beispielsweise genutzt. Oben notierte Behauptung taucht immer wieder auf. Etwas anders formuliert, wird sie richtig: "Frauen neigen mehr zum Anwenden weicher Suizidmethoden und Männer mehr zu harten Methoden." Wo ist der Unterschied? Nun, betrachtet man nur die Frauenstatistik so fällt auf, dass die meisten Erhängen oder Ersticken wählen. Das ist eine harte Methode, die auch in den meisten Fällen von den Männern benutzt wird. Bei den Männern gibt es jedoch nur sehr wenige, die eine weiche Methode wählen. Bei den Frauen gibt es viele, die das tun. Aber eben nicht die meisten!

> - *Die häufigste Suizidmethode ist bei beiden Geschlechtern Erhängen/Ersticken*
> - *Weiche Methoden werden von Frauen häufiger gewählt als von Männern*

Irrtum 63

Die Suizidrate ist im Osten Deutschlands seit der Wiedervereinigung Deutschlands höher als im Bereich der alten Bundesländer.

Das war schon immer so! Erstaunlicherweise war das schon vor dem zweiten Weltkrieg so und hat demnach nichts mit der Wiedervereinigung speziell zu tun. Tatsache ist aber, dass die Suizidrate im Osten Deutschlands um bis zu fünfzig Prozent erhöht ist im Vergleich zu Westdeutschland.

> • *Die Suizidrate ist im Osten Deutschlands immer noch erhöht*

Irrtum 64

*Nach der Entlassung aus einer Klinik sinkt die Suizid-
rate im Allgemeinen, d. h. der entlassene Patient ist
weniger gefährdet.*

Das Gegenteil ist der Fall. Gerade Entlassungen aus
Krankenhäusern erhöhen die Suizidalität der Entlasse-
nen. Viele Menschen wünschen sich im Verlauf von
Krankenhausaufenthalten, möglichst bald wieder nach
Hause zu dürfen und nicht mehr krank oder hilfsbe-
dürftig zu sein. Gleichzeitig ist es so, dass der Klinik-
aufenthalt auch etwas mit Betreuung und Aufmerksamkeit zu tun hat und die Patienten in einen struktu-
rierten Tagesablauf mit absehbarer Zuwendung einge-
bunden sind. Fällt dieser Zustand weg, kann das für
viele zur Abbruchsituation werden, sodass die Gefahr
eines Suizides sich erhöht. Natürlich betrifft das nicht
alle Patienten, es zeigt sich aber insgesamt in der Statis-
tik der Selbsttötungen ein Anstieg der Suizidrate im
Zusammenhang mit Entlassungen aus dem Krankenhaus.

- *Entlassungen aus einer Klinik sind
  Abbruchsituationen, die eine erhöhte
  Suizidalität bewirken*
- *Das gilt für alle Entlassungen tenden-
  ziell, nicht speziell für Entlassung
  nach psychischer Erkrankung*

Irrtum 65

Erhöhte Suizidalität bedeutet gleichzeitig verminderte Therapiebereitschaft.

Menschen, die sich das Leben nehmen wollen, sind bis zum Schluss auf der Suche nach Entlastung. Kurz vor dem Suizid gehen die meisten noch einmal zum Arzt, auch wenn sie ihre Absicht dort nicht äußern. Sie schildern körperliche Beschwerden. Dahinter steht aber der Wunsch, gehört zu werden und Hilfe zu finden. Unmittelbar nach einem Suizid ist die Therapiebereitschaft sogar besonders hoch. Betroffene nehmen die angebotene Hilfe meistens gut an. Die Suizidalität bleibt dennoch erhöht. In den ersten zwölf Monaten nach einem Suizidversuch ist die Gefährdung deutlich erhöht. Ein Suizidversuch bleibt dauerhaft ein Risikofaktor. Immerhin 10 % aller Menschen, die einen Suizidversuch begangen haben, sterben später an einer Selbsttötung.

- *Die Therapiebereitschaft ist unmittelbar nach einem Suizidversuch besonders hoch*
- *Die Suizidalität ist in den ersten 12 Monaten nach einem Suizidversuch deutlich erhöht*
- *Suizidversuche in der Vorgeschichte sind immer als Risikofaktor einzustufen*

Irrtum 66

Es kann durchaus problematisch sein, einen Menschen auf Suizidabsichten anzusprechen, da es im Sinne eines Werther-Effektes zu einem vorher nicht beabsichtigten Selbsttötungsversuch kommen kann.

Das hartnäckigste aller Gerüchte! Nur nicht drüber reden – sonst passiert es! Die Sorge ist unbegründet. Es ist genau anders herum: Über Suizid reden hält am Leben! Der Werther-Effekt besagt, dass es Nachahmungssuizide gibt, wenn prominente Personen sich das Leben nehmen und das in den Medien bekannt wird. Bei Jugendidolen wird so etwas besonders auffällig beobachtet. Das bedeutet nun nicht, dass dasselbe passiert, wenn eine Person vom Therapeuten oder einer Bezugsperson angesprochen wird. Ausgesprochene Themen kommen automatisch in Bearbeitung. Der angesprochene Klient kann über seine Ausweglosigkeit sprechen und seinen Druck reduzieren. Das wirkt der suizidalen Tendenz immer entgegen, wenn es die Selbsttötung auch nicht immer vermeiden kann.

- *Keine Angst vor dem Ansprechen von Selbsttötungsgedanken; kein Klient braucht seinen Therapeuten, um eine solche Idee zu entwickeln*
- *Verwechseln Sie nicht den Werther-Effekt mit einer vermeintlichen Gefährdung durch das Thematisieren des Suizides*

Irrtum 67

Die Suizidrate zeigt deutliche jahreszeitliche Schwankungen. Vor allem in der dunklen Jahreszeit, also in den Wintermonaten, steigt die Anzahl an Selbsttötungen.

Könnte man denken, immerhin steigert die fehlende Sonnenwärme nicht gerade das Wohlbefinden. Die Depressionen in den Herbst- und Wintermonaten (SAD) legen diese Vermutung auch nahe. Dennoch stimmt es nicht! Erstaunlicherweise gibt es im Frühjahr bzw. Frühsommer die meisten Selbsttötungen. Die Monate Mai und Juni zeigen stets die höchsten Selbsttötungsraten. Eine schlüssige Erklärung für diese Beobachtung gibt es bislang nicht.

- *Die Suizidrate zeigt eine konstante jahreszeitliche Schwankung*
- *Die meisten Suizide kommen in den Monaten Mai und Juni vor*

Irrtum 68

Mit bestandener Prüfung darf ich mich Psychothera-
peut nennen, allerdings nur dann, wenn ich durch ei-
nen Zusatz kenntlich mache, dass ich über eine Heil-
kundezulassung verfüge.

Seit 1999 geht das so nicht mehr! Die Bezeichnung Psy-
chotherapeut ist nun endgültig (oder doch nur vorläu-
fig?) den psychologischen Psychotherapeuten mit Psy-
chologiestudium und Zusatzausbildung zugeschrieben.
Ärztliche Psychotherapeuten gibt es natürlich auch.
Nur heilkundliche Psychotherapeuten und Psychotherapeuten nach dem Heilpraktikergesetz gibt es nicht.
Die genaue Namensgebung ist allerdings noch immer
umstritten. Heilpraktiker dürfen wir uns auch nicht
nennen. Hier muss ein Zusatz angefügt werden, beispielsweise Heilpraktiker für Psychotherapie. Es soll
selbst Gesundheitsämter geben, die diese Bezeichnung
ablehnen, wofür es aber bisher keine gesetzliche Grundlage gibt.

Der Titel dieses Buches ist also falsch, denn mit bestandener amtsärztlicher Psychotherapieprüfung (eingeschränkte Heilpraktikerprüfung) sind wird keine Heilpraktiker, sondern Endlich Heilpraktiker für Psychotherapie!

> - *Die Bezeichnungen „Heilpraktiker"*
>   *und „Psychotherapeut" sind den klei-*
>   *nen Heilpraktikern nicht gestattet*

Irrtum 69

Heilpraktiker für Psychotherapie dürfen ihre Klienten nicht berühren, allenfalls die Hand auf die Schulter legen oder die Hand geben, also alltägliche Berührungen im sozialen Kontakt sind erlaubt. Alles Weitergehende entspricht nicht der Definition der Psychotherapie.

Eine so klare und exakt abgegrenzte Definition gibt es da gar nicht. Allgemein kann gesagt werden, dass Psychotherapie die Behandlung seelischer oder körperlicher Leiden mit Hilfe von Verfahren ist, die auf die Psyche wirken und so eine Heilung in Gang setzen können. Es kommt also darauf an, auf die Psyche einzuwirken. Es werden ja auch Schmerzzustände oder psychosomatische Erkrankungen begleitend mit Psychotherapie behandelt, also schon körperliche Erscheinungen. Heute gibt es zahlreiche körperorientierte Verfahren, gerade im Bereich der Tiefenentspannung und Aktivierung von Selbstheilungskräften des Organismus. Viele Verfahren arbeiten mit Körperkontakt und erlaubt ist das in den meisten Fällen auch. Es gibt allerdings viele Streitpunkte und viele Gerichtsurteile. Vermutlich wird es die noch einige Jahre lang geben. Es ist also schwer, anzugeben, welche Methoden erlaubt sind und welche nicht. Es kommt oft auf einen Versuch an.

- *Es gibt auch körperorientierte Psychotherapieverfahren*

Irrtum 70

Ein Heilpraktiker für Psychotherapie darf auf keinen Fall mit Bachblüten oder homöopathischen Mitteln arbeiten oder diese gar seinen Klienten verordnen oder empfehlen.

Das ist der Wunsch vieler Amtsärzte! Aber es stimmt so nicht. Festzuhalten ist ganz klar, dass verschreibungspflichtige Medikamente von Heilpraktikern für Psychotherapie nicht verordnet oder weitergegeben werden dürfen. Aber die Palette der nicht verschreibungspflichtigen Mittel ist groß. Darf er diese immer empfehlen? Nein! Zwei Bedingungen müssen erfüllt sein: Es muss in dem Bundesland, in dem der Heilpraktiker für Psychotherapie arbeitet, erlaubt sein und es darf sich dann nur um Mittel handeln, die ausschließlich auf die Psyche wirken. Die Bundesländer handeln in diesem Punkt nicht einheitlich. Informieren Sie sich also bei Ihrem Gesundheitsamt oder dem für Gesundheit zuständigen Ministerium Ihres Bundeslandes.

> - *Die Erlaubnis, mit nicht verschreibungspflichtigen Mitteln wie Bachblüten und Homöopathie zu arbeiten ist in den Bundesländern unterschiedlich geregelt*
> - *Es sind aber immer nur solche Mittel gestattet, die ausschließlich auf die Psyche wirken*

Irrtum 71

Als Heilpraktiker für Psychotherapie darf ich nur neurotische bzw. psychogene Störungen behandeln. Organische Psychosen, Schizophrenie und affektive Störungen darf ich auf keinen Fall in meiner Praxis behandeln.

Für die Akutbehandlung ist das natürlich richtig. Sofortige Hilfe eines Arztes ist da notwendig, meist auch die Einweisung in eine Klinik. Jeder Versuch einer Psychotherapie bei akuten Psychosen wäre ein grober Verstoß gegen die Sorgfaltspflicht und könnte dem Klienten nicht helfen. Unter Umständen würde ihm eine lebensrettende ärztliche Maßnahme vorenthalten. Das bedeutet nun nicht, dass ein Heilpraktiker für Psychotherapie nicht mit diesen Patienten arbeiten dürfte. Die Frage ist eher, wie er das sinnvollerweise tun kann. Denn grundsätzlich darf er jede psychische Erkrankung behandeln. In der Nachsorge nach der Entlassung aus der Klinik darf er also mit Schizophrenen oder Depressiven arbeiten, ebenso mit Menschen, die ein Delir erlebt haben oder an Demenz leiden (sofern noch möglich). Suchtkranke und Angehörige werden ebenfalls oft von Heilkundlern begleitet. Das ersetzt nicht die ärztliche Therapie, es ergänzt sie – im besten Fall in kooperativer Form.

> - *Heilpraktiker für Psychotherapie dürfen grundsätzlich alle psychische Störungen behandeln*

Irrtum 72

Als Heilpraktiker für Psychotherapie darf ich in Bundesländern, die keine eingeschränkte Überprüfung anbieten, nicht praktizieren.

Noch gibt es Bundesländer, die die eingeschränkte Überprüfung nicht anbieten. Sie begründen das damit, dass alle, die psychotherapeutisch arbeiten möchten, die Heilpraktikerprüfung ablegen können und auf dieser Grundlage arbeiten dürfen. Das ist sehr fragwürdig und möglicherweise nicht mehr lange zu halten. Entsprechende Gerichtsverfahren laufen bereits und werden von den Interessenverbänden geführt.

Unabhängig davon spielt es keine Rolle, wo die Prüfung bestanden wurde. Da das Heilkundegesetz in ganz Deutschland gültig ist, darf auch jeder Heilpraktiker für Psychotherapie nach bestandener Prüfung überall in Deutschland eine Praxis eröffnen. Hierzu benötigt er keine weitere Zulassung und kein Antrags- oder Genehmigungsverfahren.

- *Nach bestandener Prüfung wird ohne weiteren Antrag die heilkundliche Erlaubnis erteilt*
- *Heilpraktiker für Psychotherapie dürfen sich in ganz Deutschland ohne Antrag auf Genehmigung niederlassen*

Irrtum 73

Zwangseinweisung in eine Klinik im Sinne des Unterbringungsgesetzes ist bei Psychotikern auch zwischen den psychotischen Phasen zulässig, um die Rezidivprophylaxe sicherzustellen.

Ärztliche Fürsorge hat Grenzen! Es bleibt einer entscheidungsfähigen Person noch immer selbst überlassen, ob sie sich zu einer Behandlung in eine Klinik begibt oder dort verbleibt. Zwischen den psychotischen Phasen besteht weder eine deutlich erhöhte Suizidalität im Sinne einer akuten Bedrohung, noch kann von einem Krankheitswert des Zustandes des Patienten ausgegangen werden. Auch dann nicht, wenn prinzipiell mit weiteren Rezidiven zu rechnen ist. Es steht dem Patienten frei, das Krankenhaus zu verlassen, wenn die psychotische Symptomatik abklingt und der Zustand sich stabilisiert hat. Eine Unterbringung ist immer dann zu beenden, wenn die rechtfertigenden Gründe nicht mehr vorliegen. Prophylaktische Unterbringung gegen den Willen einer Person gibt es nicht.

- *Zwangseinweisung (Unterbringungsgesetze) nur bei gleichzeitigem Vorliegen von psychischer Erkrankung und akuter Selbst- oder Fremdgefährdung*
- *Die Unterbringung ist zu beenden, sobald nicht mehr beide Voraussetzungen vorliegen*

Irrtum 74

Menschen, die nach dem Betreuungsrecht betreut wer-
den, verlieren eine gewisse Anzahl von Rechten, vor
allem im Umgang mit ihrem eigenen Hab und Gut.

Betreuung ist keine Entmündigung! So etwas gibt es
nicht mehr. Betreuung ist eine Hilfeleistung, die angeordnet werden kann, wenn eine Person aufgrund körperlicher, geistiger oder seelischer Einschränkungen
nicht alle ihre Angelegenheiten selbst regeln kann.
Eine solche Anordnung wird nicht leichtfertig oder gegen den Willen der betroffenen Person getroffen. Lehnt
die zu betreuende Person diese Hilfe ab und möchte
trotz erheblicher Einschränkungen und absehbarer
Nachteile für die eigene Person keine Betreuung an-
nehmen, so wird diese auch nur angeordnet, wenn davon auszugehen ist, dass die Person in hohem Maße
eingeschränkt ist in ihrer Entscheidungsfähigkeit. Rechte verliert sie dabei nicht. Grundsätzlich verfügt sie
auch selbst über ihr Vermögen, nur bei Festlegung eines
Einwilligungsvorbehaltes muss ab einer gewissen Höhe
einer Ausgabe der Betreuer oder das Gericht zustim-
men.

> - *Betreute Menschen behalten ihre Rech-*
>   *te und sind grundsätzlich geschäftsfä-*
>   *hig*
> - *Ein Einwilligungsvorbehalt kann die*
>   *Entscheidungen über das eigene Ver-*
>   *mögen einschränken*

Irrtum 75

Verträge, die von Psychotikern geschlossen werden, sind fast immer nichtig, da bei lange anhaltenden Zuständen Geschäftsunfähigkeit auch zwischen den Phasen gilt und bei allen kürzeren Zuständen die Nichtigkeit der Willenserklärung greift.

Geschäftsunfähigkeit ist kein Dauerzustand, es sei denn die Einschränkungen des Patienten werden immer deutlicher und sind irreversibel. Eine progrediente Demenz, die den Patienten bereits geschäftsunfähig gemacht hat, spricht natürlich gegen die Wiederherstellung der Geschäftsfähigkeit. Bei Schizophrenen sieht es da schon anders aus. Zwischen den Phasen sind die betroffenen Personen auch geschäftsfähig. Sie verlieren ja nicht grundsätzlich ihre Rechte. Kurze Psychosen bedeuten auch nicht unbedingt die Nichtigkeit der Willenserklärung. Dazu muss der Einfluss der Psychose genau zum Zeitpunkt des Vertragsabschlusses auch gegeben sein. Hier gibt es viel Spielraum für Gerichte und Gutachter und lange Rechtsstreitigkeiten.

> - *Geschäftsunfähigkeit nur bei anhaltenden Psychosen, Bei kurzen Episoden liegt ggf. Nichtigkeit der Willenserklärung vor*
> - *Unterscheiden Sie Geschäftsunfähigkeit (§ 104 BGB) und Nichtigkeit der Willenserklärung (§ 105 BGB)*

Irrtum 76

Bei kurzen Psychosen wie kurz andauernden Delirien oder Rauschzuständen, bei denen keine Geschäftsunfähigkeit vorliegt, sind geschlossene Verträge immer gültig.

Ganz so schlimm ist es nicht. Immerhin kann es vorkommen, dass bei Dämmerzuständen oder kurz anhaltenden endogenen Psychosen Verträge geschlossen werden, die nicht der freien Willensäußerung der betroffenen Person entsprechen.

Geschäftsunfähig ist aber nur derjenige, der an länger andauernden Psychosen oder Bewusstseinsstörungen leidet, beispielsweise an fortgeschrittener Demenz, Schizophrenie oder anhaltender Manie. Bei kürzeren Zuständen bleibt die Geschäftsfähigkeit nach § 104 BGB erhalten. Es kommt allerdings der darauf folgende Paragraph infrage. Er regelt die so genannte Nichtigkeit der Willenserklärung (§ 105 BGB). Dort heißt es, dass im Falle der vorübergehenden Störung der Geistestätigkeit oder einer Bewusstlosigkeit (gemeint ist Bewusstseinsstörung) von einer nicht freien Willenserklärung ausgegangen werden kann. Die Auslegung im Einzelfall bleibt Sache der Gerichte und Gutachter.

> ▪ *Bei kurzen psychotischen Zuständen liegt keine Geschäftsunfähigkeit vor, ggf. kommt die Nichtigkeit der Willenserklärung infrage*

Irrtum 77

Die meisten Prüfer und Beisitzer, vor allem aber die Amtsärzte, sind ganz böse Menschen, die um jeden Preis verhindern möchten, dass ich Heilpraktiker für Psychotherapie werde.

Vielleicht gibt es einige solcher Exemplare. Aber mal Hand aufs Herz: Hatten wir nicht alle auch schlimme Lehrer, die uns nicht leiden konnten und uns immer benachteiligt haben. Hatten wir in der Berufsausbildung nicht strenge Ausbilder, an den Fachhochschulen und Universitäten böswillige Professoren und im Beruf Vorgesetzte, die uns nicht wohlgesonnen waren? Ist es im Rückblick nicht ganz oft so, dass wir selber den größten Einfluss auf unser Bestehen oder Nichtbestehen hatten? Mit ein wenig Ruhe überlegt, kann schon behauptet werden, dass ein Prüfungsteilnehmer nach einer gründlichen Vorbereitung so schnell nicht ins Straucheln gerät, jedenfalls nicht aus fachlichen Gründen. Prüfungsängste, Nervosität und andere Belastungen können uns schon Steine in den Weg legen. Prüfer auch – aber sie tun es selten!

Bleiben Sie skeptisch und glauben Sie nicht alles! Von unzumutbaren Prüfungen berichten meist diejenigen, die nicht bestanden haben, und da kommt immer – auch bei einer wirklich schweren Prüfung – ein Anteil an Selbstwert erhaltenden Schutzbehauptungen hinzu!